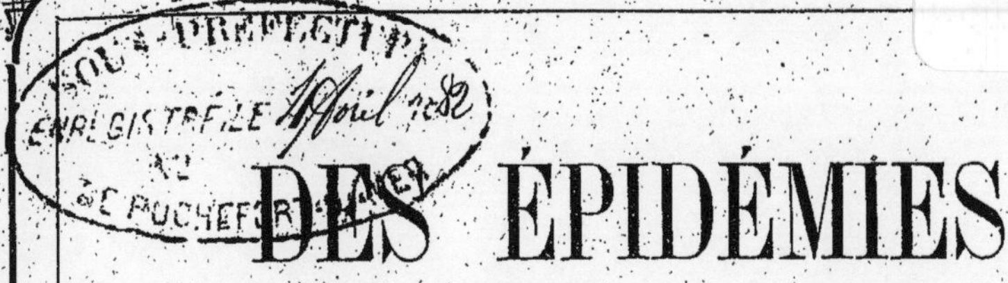

DES ÉPIDÉMIES

QUI RÉGNÈRENT A ROCHEFORT EN 1694

DISCOURS

PRONONCÉ A LA RENTRÉE DES COURS DE L'ÉCOLE DE MÉDECINE NAVALE DE ROCHEFORT, LE 3 NOVEMBRE 1881

PAR LE

Dr Henri BOURRU

PROFESSEUR D'HYGIÈNE ET DE PATHOLOGIE EXOTIQUE

PARIS
OCTAVE DOIN, ÉDITEUR, 8, PLACE DE L'ODÉON

—

1882

DES ÉPIDÉMIES

QUI RÉGNÈRENT A ROCHEFORT EN 1694

DISCOURS

PRONONCÉ A LA RENTRÉE DES COURS DE L'ÉCOLE DE MÉDECINE NAVALE
DE ROCHEFORT, LE 3 NOVEMBRE 1881

PAR LE

Dr Henri BOURRU

PROFESSEUR D'HYGIÈNE ET DE PATHOLOGIE EXOTIQUE

PARIS
OCTAVE DOIN, ÉDITEUR, 8, PLACE DE L'ODÉON

—

1882

DES ÉPIDÉMIES DE ROCHEFORT

EN 1694

Messieurs,

Les grandes questions de science médicale, avant toutes autres, doivent nous occuper ; cependant, dans un horizon plus restreint, il est aussi de notre devoir de rechercher les conditions sanitaires de notre pays, de la localité que nous habitons.

De même, si l'histoire médicale du genre humain est faite pour nous passionner, les épisodes de notre histoire locale ne peuvent nous laisser indifférents. Il nous appartient de les faire revivre ; vous le pensez comme moi.

Je vous demande donc, Messieurs, la permission de vous raconter ici un des épisodes de l'histoire médicale de Rochefort et de discuter avec vous la nature des maladies épidémiques qui désolèrent notre ville naissante, en 1694.

Par un bonheur exceptionnel nous possédons de ces maladies la description, sinon complète, du moins suffisante, laissée par un observateur contemporain d'une grande réputation.

Chirac était professeur à la Faculté de Montpellier lorsque, en 1693, l'armée du duc de Noailles, en Catalogne, fut décimée par la dysenterie. Chirac y fut envoyé et, si nous en croyons ses biographes, cette armée lui dut son salut.

Cette campagne donna une grande illustration au professeur de Montpellier, si bien que, l'année suivante, Bégon, l'administrateur habile et plein de sollicitude que vous connaissez, le demanda à la cour pour secourir la ville de Rochefort, que des maladies meurtrières menaçaient de dépeupler.

Chirac arriva, nous dit-il, à la fin du mois de février (1). « La « rougeole et la petite vérole causaient une grande mortalité et « durèrent jusqu'au 15 du mois d'avril.

« A la rougeole et à la petite vérole succédèrent des fièvres subin- « trantes doubles tierces. »

Après celles-ci, « des fièvres malignes pourprées et non pourprées « régnèrent à la fin du mois de juin. »

Enfin, « cette espèce de fièvre devint pestilentielle, le mois de « juillet et le mois d'août suivants. »

Tel est l'exposé rapide de Chirac lui-même.

Nous voici donc en présence de cinq maladies dont nous avons à fixer la nature et les relations réciproques.

Nous utiliserons les descriptions de notre auteur et beaucoup de détails épars dans son *Traité des fièvres malignes et pestilentielles* (2).

Pour la *variole* et la *rougeole* pas de difficulté. La description de Chirac ne laisse aucun doute ; je tiens seulement à relever, dans ces fièvres, la fréquence des formes hémorrhagiques les plus graves. « Toutes les petites véroles confluentes furent mortelles, et il en « échappa très peu de ceux dont les grains de petite vérole étaient « séparés et entremêlés de taches pourprées. » Il n'est pas un de nous, Messieurs, dont la triste expérience ne confirme ce sinistre pronostic, aujourd'hui comme il y a deux siècles.

Dans la rougeole il en était de même : « elle paraissait le 3 ou le « 4, le plus souvent mêlée de pourpre. » L'auteur dépeint alors la rougeole hémorrhagique. Je crois inutile de reproduire sa description.

Voilà, n'est-il pas vrai ? un début alarmant à cette constitution de l'an 1694.

Bientôt survient ce que Chirac appelle une *fièvre double tierce*

(1) Lecoq, premier médecin de la Marine, venait justement de succomber à la maladie régnante.

(2) *Traité des fièvres malignes, des fièvres pestilentielles et autres.* — Paris, 1742.

subintrante (1). Céphalée gravative, nausées et vomissements, éruption fugace et intermittente avec violente démangeaison, durée de sept jours, apparition au printemps, inopportunité du quinquina qui « aigrissait la fièvre » ; à ces signes principaux vous avez reconnu, Messieurs, l'*urticaire fébrile* et, malgré ce nom de fièvre double tierce, rejeté l'idée d'une affection malarienne.

Mais ce qui est pour nous surprendre, c'est que les malades tombaient dans « l'assoupissement et la rêverie et mouraient avec un « ventre excessivement tendu et douloureux (2). » Complications inusitées, qu'il faut attribuer au déplorable *milieu épidémique* où régnait cette fièvre saisonnière. L'état typhoïde en effet est un syndrome éventuel des maladies les plus diverses. C'est l'élément morbide des organismes surmenés, incapables de soulever une franche réaction.

La fièvre maligne pourprée et non pourprée qui vint après n'est autre chose qu'un typhus pétéchial (3). Frisson du début, douleur de tête, grand abattement, éruption après quatre jours, troubles

(1) « Dans les fièvres subintrantes les redoublements commençaient par une dou-« leur de tête effroyable, qui était suivie d'une nausée et d'une douleur d'estomac « inexprimable. A ces accidents se joignait une démangeaison universelle, si « insupportable qu'elle obligeait les malades à se gratter excessivement, jusqu'à se « mettre la peau tout en sang, et cette démangeaison importune était accompagnée « d'une enflure générale de toutes les parties du corps, enflure purement flatueuse « et qui se dissipait à la chûte des redoublements par une légère moiteur. Les « malades tombaient dans l'assoupissement et la rêverie et mouraient avec un « ventre excessivement tendu et douloureux. Cette fièvre ne se terminait heureu-« sement que par des sueurs abondantes et durait sept à huit jours. L'usage du « kinkina aigrissait la fièvre dans tout le commencement ; elle ne cédait qu'aux « purgatifs réitérés en grand lavage. »

(2) Près d'un siècle plus tard, Retz décrivait une maladie semblable, épidémique chaque année à Rochefort. Il s'élève contre l'opinion qui, se basant sur les rémissions et les redoublements, confond ces fièvres avec des intermittentes paludéennes et les appelle « improprement, dit-il, doubles-tierces ». — Retz, *Précis d'observations sur les maladies de Rochefort 1784*, p. 65.

(3) « La mortalité augmenta considérablement à l'arrivée des fièvres malignes « pourprées et non pourprées qui régnèrent sur la fin du mois de juin. Le mal « commençait par un grand frisson ou un froid glaçant, une douleur ou une « pesanteur de tête, une lassitude et un abattement de forces extraordinaires. Le « pouls se faisait à peine sentir dans le froid, tant il était petit et enfoncé. A ces

cérébraux, rêveries, tension des hypochondres, épistaxis, mort le septième jour au plus tôt, crise favorable par les sueurs le quatorzième jour, tout cela est du typhus. C'est encore du typhus cette forme à collapsus que décrit Chirac, où le danger vient de la défaillance cardiaque, par dégénérescence rapide de la fibre musculaire. « Il en mourut, dit-il, quelques-uns dans le froid, qu'on ne pût « jamais réchauffer », et chez ceux-là il trouvait « le sang caillé « dans la veine-cave et les ventricules du cœur, le cerveau, le foie « engorgés. » Il trouvait encore les intestins rouges et parsemés de *taches livides* chez ceux qui moururent le plus promptement. Ce sont des ecchymoses de la muqueuse ou peut-être ces taches pigmentées que, de nos jours, on a nommées *plaques rasées.*

C'en est assez, je pense, de ces caractères pour qu'il ne reste pas d'hésitation sur le diagnostic. Je ne retrouve pas, il est vrai, cette soudaineté d'invasion, le coup de pistolet de Franck, ni ce catarrhe des yeux et des voies respiratoires, ni même cette éruption morbilliforme ou mûricolore qui appartiennent au typhus. En revanche, je vois un état hémorrhagique que d'habitude il ne comporte pas.

« premiers accidents se joignaient une nausée et un vomissement presque continuels, « puis un cours de ventre séreux ou bigarré de plusieurs sortes de couleurs, de jaune, « de verd, de café et de noir. Ces évacuations devenaient très souvent sanglantes, « le pouls se relevait très difficilement ; les malades ne se réchauffaient qu'à peine « et ne revenaient point à la chaleur naturelle pendant les deux premiers jours. Il « en mourut même quelques-uns, dans deux ou trois jours, dans le froid, qu'on ne « put jamais réchauffer. En général, le pouls brillait peu jusqu'au quatre de la « maladie ; il devenait ou presque semblable au naturel, ou très fiévreux et très « faible, depuis le quatre jusqu'à la fin de la maladie. Les taches pourprées « commençaient à paraître dans quelques-uns le quatre de la maladie, et dans « d'autres les jours suivants ; la fièvre redoublait tous les jours sur le soir et les « malades tombaient dans la rêverie ou l'assoupissement du quatre au cinq, et elle « continuait jusqu'à la fin de la maladie. Le plus grand nombre en périssait et ceux « qui en échappaient ne le faisaient que par des sueurs critiques qui arrivaient le « 7, le 11 et le 14. Les urines demeuraient claires et ambrées jusqu'au quatre et ne « commençaient à devenir rouges et d'une couleur foncée que lorsque la fièvre « s'allumait. Elles venaient ordinairement en petite quantité et déposaient un « sédiment briqueté. Le ventre se tendait souvent et l'hypochondre droit était tendu « et très douloureux ; plusieurs saignèrent du nez et ce fut toujours un signe « pernicieux ainsi que la suppression d'urine. Peu moururent avant le 7; plusieurs « moururent le septième, et ceux qui échappèrent portèrent la maladie jusqu'au « quatorzième et jusqu'au dix-huitième et au vingt-et-unième. » (p. 49.)

Le début brutal dans le typhus n'est pas véritablement la règle et le coup de pistolet est une comparaison bien risquée.

L'éruption est capricieuse : ici c'est un exanthème morbilliforme, ailleurs des pétéchies, parfois les deux mélangés ; enfin les épidémies ne sont pas rares où il n'y a aucune éruption.

Parfois l'exanthème est sous-épidermique ; il apparaît à travers un voile, comme dit Borsieri ; on croirait d'une légère estompe, si bien qu'un examen quelque peu superficiel le laisse inaperçu. Après cela sommes-nous en droit de nier le typhus parce que Chirac ne parle que de taches pourprées ?

A ce propos je me suis demandé si la rougeole décrite quelques pages plus haut n'était pas déjà le typhus. Rougeole et typhus ont plus d'un trait de ressemblance : catarrhe général, éruption de même forme, tendance à l'état typhoïde.

Mais Chirac nous dit que sa rougeole avait une « toux sèche et « importune ; .....l'éruption se montrait le 3e ou le 4e jour et alors « la fièvre relâchait. » Ces signes écartent l'idée de typhus. Dans celui-ci l'éruption, plus tardive de vingt-quatre heures, n'a jamais le caractère critique. Ici se reconnaissent, à ne pouvoir s'y tromper, et la toux férine et l'éruption critique de la rougeole. Décidément la rougeole de Chirac est bien la vraie rougeole.

J'arrive aux hémorrhagies. Elles ne sont pas, j'en conviens, d'un typhus régulier. Sont-elles davantage de la variole, de la rougeole régulières ? Et pourtant nous ne contestons pas à Chirac sa variole et sa rougeole compliquées d'hémorrhagies. De quel droit élever plus d'exigences pour le typhus ? Ces hémorrhagies sont des accidents provenant de circonstances accessoires : surmenage, cachexie des populations, que sais-je ? mais indépendants de l'affection. Aussi compliquent-elles toutes les maladies si diverses de cette même constitution médicale.

Ainsi s'expliquent, le plus naturellement du monde, les quelques traits discordants de ce tableau clinique, et nous pouvons conclure avec assurance au *typhus pétéchial.*

Nous touchons au diagnostic, plus délicat, de ce que Chirac appelle *fièvre pestilentielle* (1).

(1) « Cette espèce de fièvre qui causait déja beaucoup de ravage dans le mois de « juin se rendit beaucoup plus meurtrière et devint pestilentielle le mois de juillet

Dans la peinture qu'il en fait ce qui frappe d'abord, ce sont les traits communs avec la maladie précédente : état typhoïde, symptômes gastro-intestinaux, algidité parfois prolongée et mortelle, éruption pétéchiale. Tous seulement s'accentuent davantage : la défaillance cardiaque est poussée jusqu'à la syncope ; le délire simule l'ivresse ; le visage est blême, plombé, cadavéreux ; l'éruption plus précoce d'un jour.

« et d'août suivant. Les malades tombaient d'abord dans un grand frisson ou dans « un froid glaçant, avec un grand mal de tête ou une pesanteur accablante, une « petitesse de pouls et un abattement des forces inexprimable, avec une agitation « continuelle des membres. Leur visage devenait hâve, plombé et cadavéreux, leurs « yeux étaient ternes ou étincelants ; ils étaient tourmentés de nausées ou de « vomissements continuels ; ils tombaient fréquemment en syncope, et plusieurs « moururent sans avoir repris la chaleur naturelle, froids comme du marbre, dans « l'assoupissement et comme dans une yvresse, dans la sueur froide. Entre ceux qui « revenaient du froid à la chaleur naturelle, il y en eut dont la fièvre fut très « modérée, le pouls toujours enfoncé et petit, qui périrent le 6 ou le 7 sans autre « accident que celui des taches pourprées et livides dont la peau se couvrait le « quatre ou le cinq avec un flux de ventre colliquatif.

« Le plus grand nombre se releva du froid et la fièvre se ralluma communément « très-modérée, rarement fut-elle violente ; le pouls fut toujours inégal, petit et mou ; « la peau fut couverte de taches pourprées ou livides dès le 3e ou le 4e jour. « Presque tous eurent des parotides ou des bubons axillaires, les bubons inguinaux « furent rares. Ceux en qui les bubons ou les parotides parurent le 4, le 5 ou le « 6, périrent tous ; il n'échappa que ceux en qui les bubons ou les parotides ne « parurent que le 7e ou le 9e jour de la maladie avec une rémission considérable « de la fièvre et de tous les autres accidents. Plusieurs eurent des charbons à la « tête et aux mains, et aucun de ceux qui en eurent n'en échappa ; tous ceux qui « périrent moururent dans la rêverie et dans l'assoupissement avec le ventre tendu « et l'hypocondre droit douloureux. Presque tous furent travaillés par des cours de « ventre séreux, verdâtres, noirâtres ou sanguinolents. Les hémorrhagies du nez « furent très fréquentes et les urines rouges ou très foncées en couleur déposaient un « sédiment briqueté et rougeâtre depuis le 4 jusqu'à la fin de la maladie, ayant été « crûes ou naturelles depuis le commencement de la maladie jusqu'à l'augmentation.

« Cette maladie fit périr les deux tiers de ceux qui en étaient attaqués.

« Je trouvai le sang caillé dans la veine cave et dans les ventricules du cœur de « tous ceux qui étaient morts avant le 4e jour de la maladie, très épais et peu cou- « lant dans tous ceux qui l'avaient portée jusqu'au 7, au 9 et au 11 ; le cerveau, le « foie, l'estomac et les intestins engorgés de sang d'un rouge foncé, livide et « charbonneux. Les membranes du cerveau, la superficie de l'estomac et des intes- « tins étaient parsemées de taches livides ou pourprées avec plusieurs places char- « bonnées semblables à celles qui avaient paru en différents endroits de la peau... » (p. 53.)

Mais voici venir d'autres traits tout nouveaux : la durée de la maladie n'est plus de quatorze jours; du septième au neuvième se fait la rémission. Point capital et suffisant à lui seul à caractériser une nouvelle espèce morbide ! Enfin, symptômes plus significatifs encore, des bubons, des charbons apparaissent.

Une maladie de sept à neuf jours de durée complète, qui parfois tue dans l'algidité en quelques jours, en quelques heures, où se rencontrent « *un mal de tête effroyable, les yeux allumés et* « *larmoyants* », un délire semblable à l'ivresse, des convulsions, le *tremblement* des membres, des lèvres et de la langue, des vomissements, des hémorrhagies avec tous les éléments de l'état typhoïde, qui par dessus tout se distingue par cette triade symptomatique : *bubons, charbons, pétéchies* ; cette maladie n'est pas une fièvre éruptive, n'est pas une fièvre typhoïde, un typhus exanthématique. Il n'est au monde qu'une maladie qui réponde à ce signalement. Messieurs, vous l'avez nommée : c'est la *Peste*.

Chirac n'hésite pas un instant sur le diagnostic. Non content de l'appeler maintes fois de son nom, il compare tout au long la maladie de Rochefort à celle que, vingt-six ans plus tard, son gendre Chicoyneau observait à Marseille, à la terrible et célèbre peste de 1720 (1).

Pour plus de précision, il reproduit la description même de Chicoyneau et, la rapprochant de la sienne, en fait ressortir la ressemblance.

Objectera-t-on que les bubons étaient rarement inguinaux, que les parotides étaient plus fréquentes, et qu'après tout les parotides appartiennent aux formes graves de toute maladie typhoïde et pestilentielle ? A cela je réponds : pour être plus fréquentes, les parotides n'étaient pas seules; on voyait des bubons axillaires et inguinaux, et, dans plus d'une épidémie de peste certaine, la même hésitation de diagnostic est venue justement du même symptôme.

En voici des exemples :

En 1798, l'armée d'Egypte allait mettre le siège devant Jaffa quand la peste se déclara : « *Les bubons*, il est vrai, ne *paraissent guère* « *qu'aux parotides*, écrivait Des Genettes; l'avis des hommes sensés « du pays est que nous avons positivement la peste; et je ne suis pas

(1) Chirac écrivait, en 1727, son *Traité des fièvres malignes, fièvres pestilentielles et autres*, et ce livre ne fut imprimé qu'en 1742, dix ans après la mort de l'auteur.

« éloigné de partager leur opinion (1). » On sait comment l'évènement justifia cette prévision.

Dans la peste de Benghazi, en 1856, le docteur Formose signale tout d'abord un typhus épidémique avec *pétéchies* et *parotides*. Il en mourait lui-même quelques jours après. MM. Barozzi, Tholozan, Fauvel, étudiant plus tard cette épidémie, concluent nettement à la peste, parce que, en même temps que les parotides, s'observaient des bubons axillaires et inguinaux, « *qu'on ne saurait*, disent-ils, « *rattacher au typhus.* » C'est en propres termes l'histoire de notre épidémie. (2)

En Mésopotamie, d'après M. Tholozan et M. Arnaud, plus d'une fois, les vraies pestes débutèrent par des fièvres graves avec parotides. (3)

Je me contente de ces exemples que je pourrais multiplier; ils suffisent à montrer que la fréquence des parotides ne prouve rien contre la peste. Dans le typhus au contraire, qui donc a jamais vu « presque tous les malades » avoir des parotides, des bubons? J'ai interrogé les classiques en matière de typhus, Hildenbrand, (4) Graves, (5) Barallier, (6) Griesinger, (7) F. Jaquot (8); j'ai consulté les médecins qui autrefois ont vu le typhus à Rochefort, Lucadou, (9)

(1) Des Genettes. — *Histoire médicale de l'armée d'Orient* (p. 61.)

(2) Tholozan. — *Peste en Turquie,* (p. 40 et 41) et *Recueil des travaux du Comité consultatif d'hygiène* (t. IV).

(3) Arnaud. — *Mission pour la peste en Mésopotamie* (p. 13).

(4) Hildenbrand. — *Du typhus contagieux, 1811* (p. 17).

(5) Graves. — *Leçons de clinique médicale : Du typhus fever.*

(6) Barallier. — *Du typhus épidémique, 1861.*

(7) Griesinger. — *Traité des maladies infectieuses, 1877.* — *Du typhus exanthématique.*

(8) F. Jaquot. — *Typhus de l'armée d'Orient, 1858.*

(9) Lucadou. — *Mémoires sur les maladies les plus familières à Rochefort, 1787,* — et *Observations sur les maladies de l'armée navale en 1779.*

Retz, (1) de Courcelles (2). A leurs yeux, les parotides sont des phénomènes critiques ou des complications des derniers jours toujours exceptionnelles; bien plus exceptionnels sont les bubons axillaires; de bubons inguinaux aucun ne songe à parler. Dans la peste, les bubons ne manquent jamais : « ce sont les éruptions propres et spécifiques « de la peste, » disait R. Mead (3). Ils surviennent du deuxième au quatrième jour. C'était ainsi dans notre épidémie. Ecoutez Chirac : « On voit souvent paraître ces tumeurs au commencement de la « maladie qui conserve toute sa gravité et toute sa violence après « leur apparition. » (4)

Je résume cette discussion : trois signes principaux caractérisent notre maladie et la séparent du typhus exanthématique : la durée de son évolution en un septénaire, la fréquence des bubons, mieux encore leur apparition précoce et non critique.

Mais voici venir une autre difficulté. Dans la description de Chirac, les maladies de Rochefort se succèdent en gradation ascendante, si bien que, frappé des caractères communs, le lecteur est inconsciemment amené à admettre une seule cause grandissant en intensité et ses effets grandissant avec elle dans cet ordre : rougeole, variole, fièvre ortiée, fièvre pourprée, fièvre pestilentielle ; c'est ainsi que l'entend Chirac (5).

(1) Retz. — *Précis d'observation sur les maladies de Rochefort, 1784,* — (p. 65) et *Annales de l'art de guérir* (Passim).

(2) Mémoire ms, dont copie existe à la bibliothèque de l'Ecole de médecine de Brest, sur l'épidémie qui régna dans l'escadre du duc d'Enville, sur rade de l'île d'Aix, en 1746. — Chardon de Courcelles, premier médecin de cette escadre.

(3) R. Mead. — *Opera omnia*, 1757. — *Dissertatio de peste.*

(4) Chirac, *loc. cit.* (II. p. 119); et ailleurs il dit encore : « Ces tumeurs paraissent « dès le commencement de la maladie ou vers le 4e jour, au temps que la fièvre est « dans sa force commençante et dans le plus grand accablement du malade. » (II, p. 80.)

(5) « La causticité, l'acrimonie de la bile causent la peste; un degré de moins « de causticité et d'épaississement lui fera produire des fièvres malignes pourprées ; « deux degrés de moins, des petites véroles malignes ; trois de moins, des rou- « geoles. » (p. 297.)

Est-il de nos jours un médecin pour accueillir, défendre cette identité de nature entre maladies qu'à bon droit nous tenons pour essentiellement différentes, absolument spécifiques ?

Expliquons-nous donc sur les relations de ces maladies entre elles. Les fièvres éruptives, ortiées, pourprées de Chirac, ne sont-elles que des pestes ébauchées dans une épidémie commençante ? Messieurs, vous n'hésitez pas pour la variole et la rougeole ; c'est tout un pour les autres fièvres. Déjà l'analogie nous invite à l'admettre ; l'étude comparative des épidémies du 17e siècle et de nos jours le démontre.

En 1608, Mindererus écrivait : « Les avant-coureurs de la peste « sont la *variole, la rougeole... les fièvres malignes.* » (1)

En 1622, Sennert disait de même : « Après *les varioles, les rougeoles, les fièvres pétéchiales*, vient *la peste.* » (2)

A la même époque, Quercetanus s'exprime en termes analogues. (3)

L'illustre historien de la peste de Nimègue, en 1635, Diemerbroeck, dans une longue énumération de signes précurseurs, place « des « maladies épidémiques de male more, telles que : la variole, la « rougeole, et surtout des fièvres putrides extrêmement *malignes* « et *pourprées*, mortelles pour la plupart. » (4)

A Londres, dans la constitution de 1665, Sydenham signale des observations semblables. (5)

C'en est assez. Les observateurs du 17e siècle sont unanimes ; on dirait de plusieurs qu'ils parlent de notre épidémie.

De nos jours (6), dans le Levant bien entendu, puisque, fort heureusement, la peste ne traverse plus la Méditerranée, voici ce qu'ont vu les derniers observateurs. En 1858, « trois épidémies

(1) Mindererus. — *De pestilentiâ*, 1608, p. 129.

(2) D. Sennerti *Opera*, 1650, lib. IV, cap. IV : *De Signis pestis*.

(3) Quercetanus. — *Pestis alexicacus*, 1608, cap. IV.

(4) Diemerbroeck. — *Tract. de peste*, lib. I, cap. VI.

(5) Sydenham. — *Opera medica*, sect. II, cap. II; *Pestis, annorum 1665-1666.*

(6) Noja, dans le royaume de Naples, eut, en 1815, une des dernières pestes de l'Europe occidentale. La peste fut précédée de *fièvres pétéchiales*.

« graves précédèrent la peste dans la Cyrénaïque; deux de ces « maladies ne laissèrent pas de doute sur leur nature; c'était la « variole et le choléra épidémique..... A la même époque, régna une « *affection typhoïde* suspecte. » (1) De ce document du docteur Valada et de plusieurs autres analogues, M. Tholozan conclut : « La « peste marcha d'abord concurremment avec une épidémie très grave « de typhus. » (2)

Dans la Cyrénaïque encore, la peste de 1874 fut annoncée par les mêmes maladies : variole, choléra, typhus. (3)

Dans le Kurdistan Persan, la peste de 1870 succède également au choléra et au typhus. (4)

Nous le voyons donc : au 17e siècle comme de nos jours, en Europe autrefois, en Orient aujourd'hui, les pestes les plus authentiques sont précédées par d'autres épidémies avec lesquelles elles se fondent insensiblement ; on ne peut dire où commence la peste, où finissent ses avant-coureurs. L'épidémie de Rochefort entre dans la loi commune.

D'où viennent donc, entre maladies différentes d'essence, cette simultanéité, ces traits communs qui ont égaré Chirac et presque tous ses contemporains ? Ici intervient la notion toute moderne du milieu épidémique.

Le *milieu épidémique*, cet ensemble de conditions de l'air, du sol, de la société, qui est à la localité ce que l'opportunité morbide est à l'individu permet à l'étincelle projetée de brûler, grandir, étendre ses rayons, allumer enfin le foyer épidémique. (5) Cette notion complète celle de la spécificité. Milieu épidémique et germe spécifique sont les deux facteurs nécessaires. Leur action commune explique

(1) *Recueil des travaux du Comité consultatif d'hygiène*, t. IV, p. 210.

(2) Tholozan. — *Peste en Turquie*, p. 39.

(3) Tholozan, *loc. cit.*, p. 50.

(4) Sur toutes ces épidémies il faut consulter : *Recueil des travaux du Comité consultatif d'hygiène*; Tholozan, *Peste en Turquie*, *1880*, et *Trois épidémies de peste au Caucase*; Arnaud, *Une Mission pour la peste en Mésopotamie.*

(5) L. Colin. — *Traité des maladies épidémiques*

cette simultanéité, cette multiplicité, cette ressemblance des maladies qui se retrouvent à toutes les grandes périodes épidémiques. Le terrain préparé, toutes les semences germent à la fois, et, nous le savons, Messieurs, nous vivons entourés de semences morbides invisibles, toutes prêtes à germer ; entre elles et nous c'est la lutte pour l'existence.

Cette discussion suffirait, il me semble. D'une part, la description clinique a montré qu'avec le typhus avait régné une autre maladie : la peste (1) ; d'autre part, l'histoire nous enseigne que ce rapprochement est la loi commune et l'épidémiologie nous en fournit l'explication. Ce diagnostic resterait toutefois incomplet si je ne discutais deux opinions considérables en raison des noms qui s'y trouvent attachés.

L'une voit dans cette constitution de l'an 1694, l'endémie paludéenne de la contrée, l'autre une épidémie de fièvre jaune.

Dans l'éloge de Chirac, prononcé à l'Académie des sciences de Montpellier, il est question de notre épidémie en ces termes : « La « ville de Rochefort située dans les marais de la Charente, aurait été « peut-être entièrement dépeuplée si M. Chirac ne l'avait courageu- « sement et utilement secourue » (2). De ce passage il parait probable que l'auteur attribue implicitement l'épidémie au paludisme.

Lefèvre, dans son *Histoire du Service de santé de la marine*, s'exprime ainsi : « L'épidémie annuelle prit un caractère tel qu'on « crut à l'importation du mal de Siam. » M. Maher, dans la *Statistique médicale de Rochefort*, ne cite qu'en passant cette épidémie et paraît n'y voir que l'endémie de la contrée.

Assurément, moins de trente ans après sa fondation, Rochefort était en proie à une endémie paludéenne sévère ; mais, dans les maladies de 1694, je ne vois rien des caractères du paludisme : point de gonflement de la rate, point d'intermittence ; la marche de la

(1) Le diagnostic différentiel entre cette maladie et le typhus peut encore s'appuyer sur un autre élément de cette épidémie : une mortalité considérable que le typhus n'atteint jamais. « Cette maladie fit périr les deux tiers de ceux qui en étaient « attaqués. » (Chirac).

(2) *Dissertations et consultations médicinales* publiées par Bruhier en 1755. L'éditeur ne cite pas l'auteur de cet éloge placé en tête du tome III.

fièvre était continue sept, neuf et quatorze jours; une fois, le quinquina est cité dans le traitement et il se trouve qu'il « *aigrissait la fièvre.* » D'autre part, qui donc a vu dans les maladies paludéennes des parotides, des bubons, des anthrax ? Le soutenir serait nous ramener à la doctrine de l'étiologie paludéenne de la peste, doctrine jugée et condamnée.

Songez, Messieurs, que la maladie était *contagieuse*, et que, pour arrêter ses fureurs, le seul moyen qui réussit fut la dispersion de la garnison aux alentours de Rochefort. Sont-ce là les caractères du paludisme ? Vous savez bien que c'est tout l'opposé.

Encore si c'eût été l'endémie malarienne locale, se fût-elle reproduite quelquefois, sinon chaque année ? J'ai cherché dans nos historiens, dans nos ancêtres en médecine et n'ai rien trouvé d'analogue. Un siècle plus tard, Retz décrit les maladies qu'il observe chez nous. Sans méprise possible, nous retrouvons les fièvres intermittentes, les fièvres ortiées, le typhus de Chirac. Seule la fièvre à bubons y manque (1).

C'était donc une maladie différente, exceptionnelle. Les habitants en furent surpris comme d'un fléau jusque là inconnu; l'épouvante fut telle qu'on fit venir de loin un médecin illustre. Les historiens enfin disent expressément que c'était une maladie nouvelle.

Fontenelle, dans l'éloge de Chirac prononcé à l'Académie des sciences, en 1732, parlant de notre épidémie : « C'était, dit-il, *une « maladie nouvelle dans nos climats.* » Fontenelle se fait nécessairement l'écho de l'opinion contemporaine.

On croyait si bien à une maladie importée, que quelques-uns avaient prononcé le nom de mal de Siam ; nous dirions aujourd'hui *Fièvre jaune*. Il y eut à Rochefort, dit encore Fontenelle, une « maladie épidémique qu'on appelle de Siam » (2). L'académicien n'avait point à justifier cette nouvelle opinion qui, cent ans plus tard, trouvait l'appui d'une grande autorité en épidémiologie, de Moreau de Jonès (3).

(1) Retz, *loc. cit.*

(2) Eloge de Chirac. — *Histoire de l'Académie royale des sciences, 1732,* (p. 120)

(3) Moreau de Jonès. — *Monographie de la fièvre jaune,* p. 283.

Ecrivain prévenu et passionné, Moreau de Jonès cherche à démontrer que la fièvre jaune est pour nous bien plus menaçante qu'on ne croit, que maintes fois elle a régné méconnue dans nos ports. A l'appui, il invoque toutes les épidémies de nos escadres et de nos ports au 17e siècle, de Rouen, Caen, Londres, des villes d'Espagne et même de La Rochelle, en 1603 (1).

Or, ces épidémies étaient des typhus ou des pestes. Dans cette liste de fantaisie vient se ranger l'épidémie de Rochefort. Voici les propres paroles de Moreau de Jonès : « Dans le texte de l'ouvrage du docteur « Chirac on trouve l'énonciation la plus claire et la plus complète « des symptômes de la fièvre jaune. » Enonciation *claire* et *complète!* Messieurs, je vous en fais juges, vous qui tout à l'heure l'avez écoutée. Et tout aussitôt Moreau de Jonès souligne les symptômes qui lui permettent d'affirmer son diagnostic, à cent vingt-cinq ans de distance ; ce sont : les *vomissements*, le visage *plombé*, l'*hémorrhagie du nez* et de l'*anus*, la *suppression d'urine*, les *bubons axillaires*.

Les vomissements ? Mais on ne s'explique pas sur leur nature. Ces vomissements noirs si solennels, Chirac les aurait laissé passer, et dans la description des symptômes, et au pronostic, et au traitement où il reprend un à un chaque élément important.

Les hémorrhagies, l'urine supprimée appartiennent à la fièvre jaune, je n'en disconviens pas ; mais lui être exclusifs, vous le refusez avec moi. C'est le fait de toutes les grandes pyréxies à leur degré suprême de gravité. On n'imaginera pas que, par *visage plombé*, Chirac ait voulu dire l'ictère de la fièvre jaune, symptôme saisissant, constant, si constant qu'il a donné le nom de *fièvre jaune*, et que Dutrouleau, qui s'y connaissait, a pu dire : Je n'admettrais pas une fièvre jaune qui, après la mort au moins, ne présenterait pas d'ictère. (2)

Et quand Chirac entre dans d'interminables discussions sur l'action de la bile, quand il conclut que l'altération de la *bile caustique, mordante*, est la cause prochaine des principaux symptômes et accidents de la fièvre pestilentielle, quels symptômes, quels accidents

(1) L'épidémie de 1603 à La Rochelle fut une peste importée de Niort.

(2) Dutrouleau. — *Maladie des Européens dans les pays chauds*, p. 346.

entend-il ? Les charbons et les bubons (1). De la jaunisse pas un mot. Il est curieux qu'on en ait cité un seul exemple, et justement Chirac en personne. A en croire Fontênelle, après avoir eu la maladie régnante, il conserva longtemps la jaunisse ; mais lui-même n'en parle pas.

Enfin les bubons eux-mêmes, Moreau de Jonès les appelle à son aide pour établir son diagnostic. Ce point de séméiotique m'a paru si surprenant que j'ai tenu à le fixer avec autorité. J'ai consulté tous nos classiques en matière de fièvre jaune. Des Antilles à Livourne, de l'Amérique du Nord à la Plata et au Sénégal, aucun d'eux n'a vu de bubons inguinaux. A peine quelques-uns signalent-ils de rares parotides, des bubons axillaires plus rares encore. Dutrouleau, notre maître à tous en pathologie exotique, indique en deux mots les rares parotides qu'il a observées. C'est l'avis de tous nos collègues experts en cette maladie, que j'ai pu interroger. Messieurs, de pareils témoignages sont-ils pour être récusés ? Disons donc, avec M. Maher : « Je ne sache pas que d'autres observateurs que Moreau « de Jonès aient signalé l'apparition des bubons » (2).

Et la douleur lombaire, le coup de barre du début de la fièvre jaune, Chirac ne l'a pas vue, pendant qu'il revient avec insistance sur ce mal de tête effroyable qui n'est autre que la céphalée absolument spéciale à la peste, inconnue dans toute autre maladie, que décrivent tous les loïmographes.

Faut-il invoquer encore la marche de la maladie, ici d'une seule tenue avec de simples redoublements vespéraux, là divisée en périodes régulières, distinctes ?

Sans m'attarder davantage dans le détail des symptômes, des lésions anatomiques, je rappellerai l'état sec, exsangue, la couleur jaune pâle du foie dégénéré de la fièvre jaune. Tout au contraire, ici le foie était rouge, livide, gorgé de sang. La différence ne peut être plus complète.

(1) « L'atrabile et la bile porracée et résineuse produit cette modification « particulière qui cause certains accidents de la peste, comme sont les charbons, les « bubons et les taches gangréneuses de la peau. » (*Loc. cit.*, ch. VI, p. 278).

(2) Maher. — *Relation de deux épidémies à la Havane et à la Vera-Cruz*, 1839.

Chirac, croyez-le bien, connaissait la fièvre jaune ; il en donne ailleurs la description (1). Il l'appelle *mal de Siam* : c'était le nom usité alors, nom dont il ne s'est jamais servi pour la maladie de Rochefort. Il ne manque point de signaler le *mal de reins insupportable*, *l'hémorrhagie presque universelle*, le *vomissement de sang*. Entre ses deux descriptions les différences sont saisissantes, et pour comprendre que Moreau de Jonès s'y soit trompé, il faut savoir jusqu'où peut aller un esprit prévenu et passionné.

Je l'espère, Messieurs, pas plus que Chirac, vous n'admettrez cette fièvre jaune sans jaunisse, sans coup de barre, sans vomissements noirs, sans dégénérescence du foie, cette fièvre jaune avec bubons et anthrax (2).

De cette étude de diagnostic, nous pouvons donc conclure : les maladies épidémiques qui ont régné à Rochefort, en 1694, sont, après la rougeole et la variole, le typhus pétéchial et la peste. Reste à rechercher leur origine ; à ce point de vue, les deux dernières seules nous intéressent.

Chirac étudie d'abord ce qu'il appelle les *causes immédiates*, ce que nous nommerions la pathogénie de ces fièvres (3). Ce chapitre

(1) *Dissertations et consultations médicinales*, t. III. — *Observations sur les incommodités auxquelles sont sujets les équipages des vaisseaux.*

(2) La correspondance de la cour à cette époque revient souvent sur les précautions à prendre pour préserver les équipages des vaisseaux contre la fièvre jaune et empêcher son introduction dans le royaume. Ces soins auraient été sans objet si cette maladie eût régné à Rochefort. Ces documents officiels en auraient conservé la trace.

Lettre du 15 septembre 1694 : « J'apprends, par les lettres que je reçois par le « vaisseau le *Léger*, que la maladie continue toujours aux îsles de l'Amérique : « cela est bien fâcheux. Cependant, comme il est important d'empêcher qu'elle ne « s'introduise dans le royaume, j'écris aux officiers de l'admirauté de La Rochelle « de renouveler les défenses qui ont été faites aux équipages des vaisseaux qui « reviennent de ce pays de mettre pied à terre qu'après que la visite en aura été « faite, pour les obliger de faire quarantaine s'ils sont attaqués de ce mal, et c'est « à quoi il est nécessaire que vous teniez la main. — *Signé* : Pontchartrain. »

(3) Chirac. — *Traité des fièvres malignes et pestilentielles*, t. I, ch. III.

n'est qu'une longue suite de raisonnements à perte de vue sur le sang épaissi et caillé, sur les vaisseaux engorgés. Messieurs, nous ne nous arrêterons pas à ces théories, dont l'auteur est pourtant si fier qu'il se pose en réformateur et prend en pitié tous ses devanciers (1).

Rendons-lui pourtant ce témoignage : plus que tout autre, et à chaque page, il insiste sur les recherches anatomo-pathologiques, leur nécessité comme fondement de la science médicale. C'est justice de lui en savoir gré, à nous de l'époque anatomo-pathologique. A nos yeux, Chirac est un précurseur jusque dans ses exagérations : comme notre école contemporaine, tout entier à la lésion, il en fait la maladie et tient pour semblables les affections les plus disparates, pour y avoir rencontré les mêmes altérations d'organe.

Arrivons à la véritable étiologie, à ce que Chirac nomme *causes éloignées*. Ici notre auteur est confus, embarrassé, sans précision. Sorti de *l'épaississement* et de *l'encrassement* du sang, la recherche des causes ne l'intéresse plus ; aussi ne fait-il pas grand état de l'hygiène publique ou privée. Il ne recherche pas l'encombrement, l'importation, la contagion. Est-il contagioniste ou non contagioniste ? Ni l'un ni l'autre ; il est indifférent.

Nous, Messieurs, nous exigeons plus de précision. A défaut de renseignements médicaux, recourrons donc aux faits historiques et cherchons à y découvrir l'origine de nos épidémies.

Ici nous faisons appel à nos historiens et mieux encore à des documents inédits que possèdent les Archives de la marine en notre port.

(1) Il me paraît curieux de citer les propres paroles de Chirac :
« Hippocrate et Galien ignoraient la circulation, ils ignoraient donc l'unique « fondement qu'ait la médecine; ils n'étaient par conséquent que des empiriques qui « dans une profonde obscurité ne marchaient qu'à tâtons.... Leurs successeurs, « jusqu'à Harvey, ne méritent pas plus d'éloges.... J'oserai avouer ici sans dégui-« sement que de tels médecins, quelque célèbres qu'ils soient, doivent être regardés « comme des esprits incertains ;.... j'ajouterai même qu'ils ne peuvent être regardés « par des esprits éclairés que comme des *maréchaux ferrants* qui ont reçu, les uns « des autres, quelques traditions incertaines. Il faut qu'on me pardonne ce terme, « qui exprime au juste, quoique peut-être grossièrement, la valeur des médecins « qui ont ignoré la circulation et la véritable physique, sans laquelle un médecin ne « pourra jamais être qu'une espèce de garde-malade. » (T. I, ch. 1, p. 7.)
Après Hippocrate, Gallien, Willis, Sylvius, Sydenham, Baglivi, les Arabes comme les Anglais et les Allemands, il les couvre tous du même dédain.

Depuis vingt-cinq ans, le règne de Louis XIV n'avait été qu'une série de guerres ininterrompues. Il arrivait ce qui arrive toujours : après les succès, les revers ; après l'apogée, la décadence. Les grands hommes d'état, les grands hommes de guerre avaient disparu ; la France était épuisée et l'Europe avec la France. Dès 1677, à la veille de la paix de Nimègue, la misère du peuple était générale, le mécontentement débordait en révolte dans plusieurs provinces. Plus tard vinrent les persécutions contre les protestants, la guerre d'Angleterre plus impopulaire encore que les précédentes.

« La rigueur de la saison détruisit les biens de la terre et apporta « la famine. On périssait de misère, dit Voltaire, au bruit des « *Te Deum.* » (1) « Plus de la dixième partie du peuple est réduite « à la mendicité et mendie effectivement, » écrivait Vauban. (2)

Tout conspirait à faire naître et répandre les maladies populaires : l'épuisement des finances, l'épuisement des hommes, l'épuisement des denrées alimentaires, la guerre surtout.

Sous les murs de Philipsbourg, en 1688, la rougeole la plus grave sévit sur l'armée française.

En 1692, le prince Eugène de Savoie se jette dans le Dauphiné et avec lui le typhus qu'il apportait d'Italie (3). L'épidémie, par sa rigueur, l'oblige à battre en retraite, mais demeure et s'étend en France.

En 1694, les armées allemandes en étaient atteintes à leur tour.

A la même époque, la dysenterie des camps désolait l'armée de Catalogne.

Je m'arrête dans cette énumération, me contentant de ces souvenirs, qui sont les principaux et les plus rapprochés.

Les maladies se répandaient dans le royaume, trouvant partout un milieu trop bien préparé pour les recevoir, et Fénelon pouvait écrire : « La France entière n'est plus qu'un grand hôpital. »

Ces traits navrants de notre histoire sont négligés ; l'éclat du grand siècle souvent éblouit et laisse dans l'ombre ses misères. De grandes choses toutefois furent faites à cette époque : entre toutes la plus merveilleuse est peut-être la création de la marine.

(1) Voltaire. — *Siècle de Louis XIV*, ch. 15.

(2) Vauban. — *Projet d'une dixme royale* (préface).

(3) C'est à cette époque que Ramazzini décrivait le typhus à Modène, dans la constitution des années 1692-1693-1694.

On sait tout ce que firent l'intelligence et l'activité d'un grand ministre : l'administration organisée, l'inscription maritime imaginée, la discipline restaurée, les approvisionnements débordant des magasins ; Toulon, Dunkerque, le Havre, Brest agrandis ; Nantes, La Rochelle, Bordeaux, Bayonne construisant et armant pour l'Etat ; Rochefort enfin créé. Ici tout était à faire. Le ministre Colbert, l'intendant du Terron, l'ingénieur Blondel se mettent à l'œuvre ; de tout le royaume accourent des ouvriers et, après sept ans à peine, en 1673, 20,000 âmes étaient réunies.

Prodigieuse affluence ! Est-il besoin de le dire ? ce n'était pas l'élite de la nation qui affluait ainsi. La fortune, la moralité de ces nouveaux habitants laissaient fort à désirer. L'hygiène individuelle de ces gens, nous pouvons la deviner ; l'hygiène publique de l'époque, nous la connaissons.

« La ville de Rochefort, dit l'historien Théodore (de Blois), était « alors toute naissante et son établissement encore brut, pour ainsi « dire.... Les rues qui n'étaient pas encore pavées, étaient remplies « d'une boue empoisonnée exhalant une odeur funeste. » (1) Les eaux ménagères et pluviales y croupissaient. Bégon entreprit de les faire nettoyer, les niveler, les paver. (2)

L'eau potable faisait défaut. « La seule cause des maladies qui « affligent les habitants de Rochefort, écrivait Bégon, vient des eaux « des puits qui sont très mauvaises, salées et infectées de toutes les « ordures d'une ville assez peuplée. » (3)

(1) *Histoire de Rochefort* par le P. Théodore, de Blois, 1733 — 1re partie, ch. VII.

(2) Le pavage fut un grand travail qui ne dura pas moins de dix ans, de 1689 à 1699. — *Archives de la ville de Rochefort* (n°302). 20 juillet 1694 : Paiement au sieur Gaultier de la somme de 1,284 livres 1 sol 1 denier, pour les pavés fournis par lui à la ville, etc. — 19 août 1695 : Adjudication pour l'enlèvement des terres de plusieurs rues. — 7 août 1696 : Adjudication pour l'abaissement de la rue Saint-Charles, etc., etc., etc.

(3) *Mémoire sur la généralité de La Rochelle*, 1698.

Ayant écrit au ministre Pontchartrain, au sujet de l'influence de l'eau sur les maladies régnantes, Bégon recevait cette réponse : « Le puits qui est dans la cour « de la caserne se rend mauvais journellement faute d'être curé. Je vous prie de le « faire nettoyer si l'eau est bonne, de le faire combler si elle ne vaut rien.... » (*Correspondance de la cour. — Lettre du 28 septembre 1694. — Ms. de la bibliothèque de l'Arsenal de Rochefort.*)

Il essaya d'amener en ville une fontaine de Tonnay-Charente. Ne pouvant obtenir de subsides du Trésor public obéré, il fit des conduits avec des bois de rebut. Ce travail trop précaire n'eut pas de durée et près deux siècles se sont écoulés, vous savez, avant la réalisation complète du projet de Bégon.

De toutes les conditions détestables alors réunies, la plus détestable était encore l'entassement des habitants, l'encombrement de la ville, des maisons, des casernes, des hôpitaux.

Le jardin du Roy, démesurément vaste, fut en partie cédé au corps de ville et bientôt couvert d'habitations ; les faubourgs commencèrent à s'étendre. (1)

« Les maisons, dit Théodore, étaient fort basses et peu ouvertes « et ne contenaient qu'un air enfermé et malsain..... Bégon obtint un « arrêt du conseil pour les faire élever afin de leur donner de l'air et « du jour. » Les habitants protestèrent contre cette dépense imposée ; il fallut user de patience, de persuasion, de rigueur quelquefois pour obtenir un résultat encore incomplet. (2)

Pour surcroît d'encombrement, les soldats de marine logeaient chez les habitants. Ce n'était pas moins de 6,000 hommes. (3)

Et pourtant, cinq ans auparavant, l'intendant Arnoul, prédécesseur de Bégon, avait obtenu de construire une caserne aux frais de l'Etat. L'édifice était terminé depuis 1692 ; mais, faute de ressources, la ville ne pouvait fournir l'ameublement, les lits des soldats. A l'occasion de

(1) Le jardin du Roy s'étendait du port de guerre à la rue Saint-Pierre. Il fut diminué alors de l'espace compris jusqu'à la rue des Fonderies. La municipalité imposait aux acquéreurs l'obligation de bâtir en un an sous peine d'être déchus de leurs droits. Un autre quartier fut encore cédé entre la rue Saint-Charles et l'allée qui menait à la *maison du Roy*, aujourd'hui rue des Petites-Allées.

Histoire de Rochefort (Viaud et Fleury), et *Archives municipales* (nº 238). — Vente à plusieurs habitants des terrains compris entre les Petites-Allées et la rue Saint-Charles, terrain donné à la ville, le 15 janvier 1694.

(2) « M. Bégon les engagea par ses manières douces, polies, insinuantes, à faire « ce qu'ils refusaient aux volontés du roy. » Théodore, de Blois. — *Histoire de Rochefort*, 1re partie, ch. VII.

(3) Réglement sur la formation des compagnies franches d'infanterie pour les vaisseaux, daté du 11 janvier 1691. — *Archives ms. du contrôle de la marine au port de Rochefort.*

l'épidémie, Bégon imposa cette charge à la ferme des octrois nouvellement établie. Ce fut un grand soulagement. (1)

Mais voici que, située dans le quartier le plus bas et rapprochée des marais, bâtie suivant le type de Vauban en quadrilatère fermé, divisée à l'infini en chambres basses, étroites, insuffisamment aérées (2), emplie d'un personnel double de ce qu'elle aurait dû contenir (3), cette caserne de Martrou ne fut qu'un foyer épidémique nouveau.

Le commandant des compagnies de marine, M. de Chaulnes, signale l'entassement excessif de ses soldats, et le maréchal Jean d'Estrées, commandant en chef de la province, (4) ordonne de les disséminer aux alentours de Rochefort, n'y laissant que la garnison indispensable au service. (5)

(1) A cette époque le logement des militaires pesait entièrement sur les habitants. C'est ainsi que, la ville de La Rochelle ayant demandé à construire des casernes, l'intendant Le Peletier écrivait à Bégon, le 7 novembre 1691 : « Sa Majesté trouvera « bon que la ville de La Rochelle fasse bâtir des casernes pour le soulagement des « habitants ; mais il n'est pas juste que le Roy contribue à cette dépense qui regarde « uniquement le bien et la commodité de la ville. » (*Correspondance de la cour. — Ms. de la bibliothèque de l'Arsenal de Rochefort.*)

(2) Cette caserne existe encore telle qu'elle fut construite en 1692. Le plan de la distribution qui lui avait été donnée à sa fondation se trouve aux archives des Travaux hydrauliques de l'Arsenal de Rochefort.

(3) « Le sieur de Chaulnes m'écrit que les chambres de ses soldats ne devraient « être que de 9 ou de 12, au lieu de 18 et 24. Si la maladie pouvait provenir de là, « il faudrait faire des cloisons de planches dans les chambres. Pour cela il n'y « aurait qu'à prendre quelques vieux mâts. — Signé : Pontchartrain. » (*Lettre du 28 septembre 1694. — Correspondance de la cour.*)

Singulière méprise du ministre sur la réforme que lui proposait un commandant bien avisé, soucieux de la santé de ses soldats ! M. de Chaulnes était inspecteur des compagnies franches de la marine, avec rang de capitaine de vaisseau. Sa commission, datée du 11 janvier 1693, se trouve aux Archives ms. du contrôle de la marine à Rochefort.

(4) Jean d'Estrées, maréchal et vice-amiral de France, arriva à La Rochelle, le 28 juin 1692, en qualité de commandant en chef dans le Poitou, Saintonge et pays d'Aunis. (*Arcère. — Histoire de La Rochelle*, II, p. 573).

(5) Lettre du 15 septembre 1694 : « Puisque l'ordre établi de changer souvent les « soldats de marine qui sont en quartier à Rochefort en sauve beaucoup et

Mesure admirable ! admirable surtout à cette époque où elle n'était rien moins que répandue ! La séquestration la plus barbare s'appliquait alors aux populations pestiférées ; les villes etaient bloquées par arrêts des Parlements, les habitants sévèrement enfermés dans leurs maisons. C'était la doctrine de l'époque.

Honneur donc à l'officier intelligent qui devina ce que vaut la dissémination ! C'est, du même coup, arracher les hommes à la contagion et, faute d'aliments, éteindre le foyer épidémique. Voilà de la bonne hygiène.

A l'hôpital, hélas ! c'était bien différent : quatre cents malades étaient entassés là où deux cents d'ordinaire tenaient à l'étroit. Et dans quelles conditions ! Messieurs, vous en jugerez par un document bien curieux que j'ai rencontré ; c'est une lettre de Seignelay à l'Intendant : « Un soldat de la galère la *Magnifique* a présenté « des lettres de rémission et, pour les obtenir, il expose qu'ayant « blessé fort légèrement à la tête un homme qui le maltraitait, on « avait porté le blessé à l'hôpital, qu'on l'avait mis avec un malade « de fièvre chaude et qu'il était mort dix-sept jours après, plutôt « de fièvre que de sa blessure. » (1)

Ainsi, dans un même lit, se couchaient côte à côte un typhique avec un homme légèrement blessé ; celui-ci, ce n'est pas merveille, prenait le typhus et en mourait. Ce trait suffit à apprécier l'hygiène nosocomiale du temps.

Malgré cet entassement, cette odieuse promiscuité, la place manquant encore, l'hôpital empiéta sur les bâtiments voisins, alors comme aujourd'hui destinés aux magasins des Subsistances. (2) On

« empêche qu'ils ne tombent malades, il n'y a qu'à continuer tant que les maladies « qui règnent à Rochefort dureront..... Signé : Pontchartrain. »

Lettre du 4 décembre 1694 : « Les établissements des compagnies franches de « marine aux environs de Rochefort, faits par le maréchal d'Estrées, sont conservés ; « mais comme les compagnies de marine en quartier à Rochefort ont plus de « fatigue, il faut les changer de temps à autre.... Signé : Pontchartrain. » (*Correspondance de la cour. — Ms de la bibliothèque de l'Arsenal de Rochefort.*)

(1) Lettre du 16 avril 1688, *Correspondance de la cour.*

(2) L'hôpital avait été construit à la suite des magasins des Subsistances ; c'est aujourd'hui la caserne Charente, occupée par l'artillerie de marine.

construisit même un pavillon nouveau, si j'en crois une lettre ministérielle autorisant une dépense à ce sujet. (1)

C'était surtout quand la mal'aria accumulait les malades dans les hôpitaux, les casernes et jusque dans les maisons, que le typhus naissait fatalement, et je suis persuadé qu'il régnait chaque année à la saison caniculaire.

Un éminent épidémiste contemporain, M. Léon Colin, a fixé, de main de maître, les relations du typhus avec le paludisme (2). Cachexie de toute une population, encombrement des hôpitaux, tels sont les résultats de la mal'aria et, du même coup, les causes du typhus. De l'une à l'autre maladie la filiation n'est pas malaisée à suivre.

Toutefois, les grandes épidémies, à Rochefort, toujours ont coïncidé avec un redoublement des constructions et des armements. En 1671, la guerre se préparant contre la Hollande, la marine prenait son premier et plus vigoureux élan. Rochefort, en un an, construit 13 vaisseaux, 1 galère, plusieurs brigantins, arme 31 vaisseaux (3). C'est l'époque de la première épidémie de typhus.

En 1673, deuxième épidémie. C'est l'année où l'amiral d'Estrées combattait glorieusement, avec le duc d'York, les cent vaisseaux de ligne de Ruyter et de Tromp.

Après la paix de Nimègue, les travaux de la marine se ralentissant, l'histoire n'enregistre plus d'épidémies. Plus tard, il s'agit de résister à toute l'Europe liguée à Augsbourg, de donner des armées navales à d'Estrées et à Tourville, de réparer le glorieux désastre de la Hogue ; les arsenaux se réveillent en une activité merveilleuse ; en 1693, Rochefort arme 22 vaisseaux, 8 frégates, quantité de brûlots

(1) Lettre du 1er septembre 1694 : « Je vous fais remettre les mil livres que vous « demandez pour achever la couverture du pavillon de l'hôpital qui fut construit « l'année dernière...... Signé : Pontchartrain. » (*Correspondance ms. de la cour.*) Ce pavillon ne fut donc habité qu'en 1694. J'ai lieu de croire qu'il était séparé du reste de l'édifice et situé de l'autre côté de la cour. Toutefois on ne peut en avoir la certitude, les plus anciens dessins de cet hôpital conservés aux Archives des Travaux hydrauliques ne remontent qu'à 1740.

(2) Léon Colin. — *Traité des maladies épidémiques.*

(3) Massiou. — *Histoire de l'Aunis et de la Saintonge.*

et galères (1). Quelle devait être l'affluence des ouvriers, des marins, des soldats nécessaires pour construire, équiper et armer ces navires ! L'encombrement devenait excessif ; le typhus éclatait. (2)

Ce n'est pas tout encore, la navigation, l'hygiène navale étaient telles alors qu'il n'y a pas de croisières, aux 17e et 18e siècles, où les équipages n'aient été décimés par le typhus et le scorbut.

Je ne puis décrire ici la mauvaise tenue des vaisseaux, des équipages entassés dans le faux-pont, pêle-mêle avec les bœufs, les porcs, les volailles, (3) les cales remplies d'eau croupissante, exhalant des gaz méphitiques. Est-ce donc pour nous surprendre si le typhus était en permanence sur ces navires et se transmettait aux ports de désarmement ?

En 1690, c'était l'escadre de d'Estrées à la croisière des côtes d'Angleterre, lors de la descente à Tinmouth.

(1) Théodore de Blois, *loc. cit.*, IIe part., ch. III.

Voici les armements faits à Rochefort d'après cet historien :

1691 : 47 frégates et brûlots.

1692 : 49 vaisseaux.

1693 : 68 vaisseaux, frégates et brûlots.

1694 : 33 vaisseaux, frégates et brûlots.

1695 : 35 vaisseaux, frégates et brûlots.

1696 : 36 vaisseaux, frégates et brûlots.

(2) Il faut lire dans la correspondance ministérielle de l'époque les ordres pressés pour hâter l'armement de toute une escadre de vaisseaux et de quantité de bâtiments légers, profiter des malines pour les conduire en rade. En même temps ce sont des navires rentrant de croisière qu'il faut visiter, caréner à la hâte pour une nouvelle destination. Enfin des constructions nouvelles étaient menées de front avec tous ces travaux. On reste confondu d'un pareil mouvement. (*Correspondance de la cour. — Ms. de la bibliothèque de l'Arsenal.*)

(3) En 1691, le roi rendit une ordonnance pour défendre d'embarquer « des « vaches, cochons, truies, canards, oies, et poulets d'Inde, étant informé que c'est de « là principalement que vient l'infection qu'il y a sur les vaisseaux. » Cette ordonnance est due à l'initiative du ministre Pontchartrain, sur un rapport de l'intendant Bégon. (*Correspondance de la cour.*)

Près d'un siècle plus tard, Poissonnier-Desperières signalait le même abus : « On « trouve parfois plus de cent moutons et plusieurs cochons dans un parc qui « occupe tout le milieu de l'entrepont et les cages aux volailles entourent le « vaisseau. » (*Traité des maladies des gens de mer, 1767*, p. 350.)

En 1691, la caserne Martrou fut disposée pour recevoir des malades qui débarquaient. (1)

En 1693, le ministre Pontchartrain, dans sa correspondance, parle d'une maladie régnant sur les vaisseaux qui reviennent du Canada. Les provenances du Canada ont toujours été fécondes en typhus. (2)

Je sais bien que des précautions étaient prises ; je pourrais citer quantité d'ordonnances et de lettres règlant la manière de procéder en cas de peste portée du Levant ou de fièvre jaune d'Amérique. (3)

Le typhus aussi était surveillé. C'est ainsi que l'équipage de la *Gaillarde* fut consigné à bord et les malades isolés à l'hôpital du Château-d'Oleron. (4)

(1) Lettre de Le Peletier, du 18 septembre 1691. (*Correspondance de la cour. — Ms. de la bibliothèque de l'Arsenal de Rochefort.*)

(2) Lettre du 10 janvier 1693, *eod. loc.*

(3) Ordonnance royale du 25 août 1683.

« Ordre du Roy, en date du 27 août 1692, pour faire faire quarantaine à tous « vaisseaux venant de la Martinique, en rade de l'île d'Aix ou de l'Aiguillon. « Depuis plus d'un an, il règne au cul-de-sac de la Martinique une maladie dan- « gereuse qui pourrait se communiquer dans le royaume. S'ils ont eu des malades « à bord, ceux-ci seront envoyés par chaloupe au Château-d'Oleron, où ils seront « mis à l'hôpital, mais isolés des autres malades et sans communication avec eux. « La durée de la quarantaine sera de quarante jours. Le navire sera désinfecté « par des fumigations de goudron ; les hardes des malades brûlées. Signé : LOUIS. » (*Archives ms. du contrôle de la marine, à Rochefort.*)

Lettre du 13 août 1692 : « Sa Majesté donnera des ordres pour empêcher que les « bâtiments qui iront aux Iles de l'Amérique n'abordent au cul-de-sac royal ; cepen- « dant il ne faut pas que vous vous dispensiez d'exécuter l'ordre qui vous a été « donné de mettre en quarantaine les vaisseaux qui reviennent des îles. Faites-moi « savoir si vous y avez mis le *Léger*..... Signé : Pontchartrain. »

Autres lettres de Pontchartrain en dates des 21 juillet, 15 septembre, (déjà citée, p. 18) ; 21 septembre, 29 septembre 1694. (*Correspondance de la cour*, ms., *loc. cit.*)

(4) Lettre du 25 décembre 1694 : « Je suis surpris de ce que vous mandez de la « maladie qui s'est mise dans l'équipage de la *Gaillarde*. Vous avez bien fait de « mettre ses malades à l'hôpital d'Oléron et je ne doute pas que vous n'ayiez pris « des mesures pour empêcher que cette maladie ne se communique. Signé : Pontchartrain. » (*Correspondance de la cour. — Ms. bibliothèque de l'Arsenal.*)

Il serait assurément permis de critiquer vivement le choix de ce lieu de quarantaine. Il nous suffit ici d'avoir établi que des mesures bien réglementées étaient prises pour protéger la ville de Rochefort contre la contagion.

Toute cette sollicitude est marquée au bon coin ; toutefois elle put être trompée et le typhus s'introduire par un équipage rentrant de croisière, tout aussi bien que naître sur place de l'entassement de gens affamés et impaludés !

Pour la peste pas d'alternative semblable ! pas de genèse spontanée et locale ! De toute nécessité il fallut une importation.

Ici, je l'avoue, les documents historiques font défaut. Certes, le XVIIe siècle, en Europe, est fécond en pestes; mais la dernière épidémie historique remontait à 1665 : c'est celle de Sydenham à Londres. La dernière, en France, était de l'année 1664, en Provence. En 1679, la peste était en Autriche et en Saxe ; mais après, s'étend justement une interruption de trente ans, jusqu'en 1708, où elle reparaît en Hongrie et en Autriche.

Ne pouvant se rattacher aux épidémies d'Europe, notre peste de Rochefort fut donc importée d'Orient par quelque navire.

Après la journée du cap Saint-Vincent (27 juin 1693), Tourville poursuivit une partie des vaisseaux anglais au port de Malaga, s'en empara et, avec eux, d'une prise turque qu'ils avaient faite.

Peu de temps après (octobre 1693), son escadre désarma aux ports du Ponent ; vingt vaisseaux vinrent à Rochefort. Auraient-ils porté la peste gagnée au contact du Turc ? Il est vrai qu'avant de revenir dans l'Océan, ils avaient passé par Toulon et par Gênes, où la peste ne se déclara pas, non plus qu'à Brest, où désarma le reste de l'escadre.

A cette époque, Venise était en guerre avec la Turquie. En plusieurs lieux, à Négrepont notamment, les armées de la République furent frappées de la peste et ses vaisseaux qui sillonnaient les mers de l'Archipel. En 1693, « des vaisseaux français sont pris de force ou « nolisés par les Turcs pour transporter des troupes d'Alexandrie « en Candie ; la peste s'embarque avec eux. » J'emprunte ce trait à Pariset. (1) Qui sait si quelqu'un de ces navires n'est pas venu chez nous ?

En ce temps encore, fut envoyée sur nos côtes une partie des galères que, jusque là, on n'avait pas osé exposer sur l'Océan et on se mit à en construire à Rochefort. (2)

(1) Pariset. — *Discours de l'Académie de médecine*, 7 juillet 1846.

(2) C'est en 1690 que Seignelay réalisa cette idée.

L'équipement des galères était une préoccupation incessante; les condamnés étaient loin de suffire. Vous savez comme tous les moyens étaient bons pour recruter des galériens. L'achat, l'enlèvement des esclaves en Guinée, en Barbarie, étaient encore les moins injustes. (1)

Ces provenances de Turquie, de Barbarie se faisaient redouter pour la peste; à leur occasion fut promulgué le premier règlement sanitaire en France. (25 août 1683.) Sur les côtes de Provence de minutieuses précautions étaient prises, dont témoignent les documents officiels (2) ; à Rochefort la peste n'éveillait pas de crainte, on ne redoutait que la maladie d'Amérique; la surveillance se laissa prendre au dépourvu.

Tout cela, j'en conviens, n'est que conjecture. Nous aimerions à préciser davantage, fixer l'époque, l'établissement où est apparue la peste, le navire qui l'a importée; c'est une histoire impossible à reconstituer.

Sur ce défaut de précision, n'allez pas, Messieurs, hésiter et douter de la réalité de notre peste. Rappelez-vous sa description nosographique et notre discussion. Que les circonstances d'importation nous échappent, je le regrette plus que personne; mais c'est l'histoire de tant d'épidémies, dans tous les temps et jusqu'à nous. Les contemporains, les témoins oculaires hésitent, discutent, plaident les opinions les plus contradictoires.

En 1694, pas d'hésitation ni de controverse! Or, Messieurs, à cette

(1) On peut consulter sur ce sujet :

Lettre du Roy au duc de Beaufort, amiral, pour attaquer les villes barbaresques et enlever des esclaves. — Lettres de Colbert à M. de la Quette, intendant à Toulon, et autres lettres du même, prescrivant d'acheter des esclaves. (*Lettres de Colbert*, publiées par P. Clément 1865, t. III.) Lettres de Seignelay aux consuls de Dalmatie, Venise, Zante, Livourne, etc..., pour ordonner d'acheter des esclaves et autres documents analogues. (*Collection des documents sur l'histoire de France*. — *Correspondance administrative sous le règne de Louis XIV*, publiée par G.-B. Depping, 1851, t. II.)

(2) Lettre de Colbert à M. Morant, intendant à Aix :

« Les consuls de Toulon prennent des précautions suffisantes pour la quarantaine « des esclaves qui viennent d'Alger; aussi il y a lieu d'espérer que la contagion « n'entrera pas dans le royaume. » — (*Lettres de Colbert*, publiées par P. Clément, III, 1re partie)

époque, une maladie pestilentielle importée ne pouvait être que la peste ou la fièvre jaune, et nous avons vu qu'elle n'était pas la fièvre jaune.

Messieurs, vous excuserez cette trop longue dissertation. Intéressant surtout pour notre pays, l'épisode que j'ai essayé de faire revivre à vos yeux, ne laisse pas d'avoir une portée plus étendue pour le médecin historien.

Admettez-vous, en effet, une fièvre jaune ? C'est alors, en Europe, la première importation de la maladie d'Amérique, devançant de douze années la célèbre épidémie de Cadix, en 1706.

Au contraire, ai-je réussi à vous faire admettre la peste ? C'est, pour nos rivages d'Occident, le dernier éclat, après dix siècles d'embrasement, du foyer pestilentiel qui s'allume au Levant.

De part ou d'autre, page mémorable dans les fastes épidémiques de l'humanité !

Vous vous rappelez, Messieurs, cet ample aperçu de Littré qui partage les temps historiques en quatre époques :

1re époque, de la Peste antique ;

2e époque, de la Peste d'Orient ;

3e époque, de la Fièvre jaune ;

4e époque, du Choléra d'Asie.

Dernière Peste d'Orient ou première Fièvre jaune, entre ces deux époques notre épidémie marque la limite.

A ce titre au moins, Messieurs, vous admettrez avec moi l'intérêt qui s'attache à son étude et, permettez-moi de l'espérer, vous ne regretterez pas l'attention dont vous m'avez honoré.

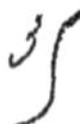

LIBRAIRIE OCTAVE DOIN

8, place de l'Odéon, Paris

ARCHIVES de médecine navale, publiées sous la direction de M. LE ROY DE MÉRICOURT.

AUFFRET (CHARLES), professeur d'anatomie et de physiologie à l'École de médecine navale de Brest, ancien chef des travaux anatomiques. — **Manuel de dissection des régions et des nerfs.** 1 vol. in-18 cartonné diamant, de 411 pages, avec 60 figures originales dans le texte, exécutées pour la plupart d'après les préparations de l'auteur. 1881. [illegible]

[illegible], médecin de la Marine, chef des travaux anatomiques à l'École de médecine navale de Brest. — **Conservation des pièces [illegible] de la face par un procédé nouveau** [illegible]. In-8 de 42 pages, avec 2 planches en chromolithographie hors texte. 1880. 4 fr. 50

[illegible]. — **Essai sur les [illegible]**. In-8 de 60 pages. 1880. 1 fr.

BÉRENGER-FÉRAUD, médecin en chef de la Marine. — **Traité clinique des maladies des Européens aux Antilles (Martinique).** 2 vol. in-8 de 1102 pages. 1881. 16 fr.

BÉRENGER-FÉRAUD. — [illegible] 12 fr.

BONNET (P.), médecin de 1re classe de la Marine. — **De la fièvre [illegible] intermittente à la Guyane.** Application des découvertes de M. Pasteur à la [illegible] dont une coloriée. 1880. 10 fr.

Dictionnaire des sciences anthropologiques: anatomie, crâniologie, archéologie préhistorique, ethnographie (mœurs, arts, industrie), démographie, langues, religions. Publié sous la direction de MM. A. BERTILLON, COUDEREAU, A. HOVELACQUE, ISSAURAT, André LEFÈVRE, Ch. LETOURNEAU, G. DE MORTILLET, THULIÉ et E. VÉRON. L'ouvrage est complet en 24 livraisons. Prix de chaque livraison. 1 fr. 50.

Dictionnaire de thérapeutique, de matière médicale, de pharmacologie, de toxicologie et des eaux minérales, par M. DUJARDIN-BEAUMETZ, médecin à l'hôpital Saint-Antoine, membre de l'Académie de médecine et du Conseil d'hygiène et de salubrité de la Seine, etc., et [illegible], professeur agrégé d'histoire naturelle à la Faculté de médecine de Paris. — 4 forts volumes petit in-4 à deux colonnes, de 1,500 pages chacun, avec 2,500 figures dans le texte. [illegible]

[illegible], professeur à [illegible]. — [illegible] 1884. [illegible]

FLÜCKIGER, professeur à l'Université de Strasbourg, et **HANBURY**, membre de la Société royale de Londres. — **Histoire des drogues d'origine végétale**, traduite de l'anglais, augmentée de très nombreuses notes par le docteur J.-L. DE LANESSAN, professeur agrégé d'histoire naturelle à la Faculté de médecine de Paris. 2 vol. in-8 d'environ 700 pages chacun, avec 320 figures dessinées pour cette traduction. 1878. 25 fr.

[illegible], pharmacien en chef de la Marine, professeur de chimie à l'École de médecine navale de Brest. — **Manuel de chimie [illegible]**, appliquée à la médecine, à l'hygiène et à la toxicologie. 1 vol. in-18 de 550 pages, avec 80 figures dans le texte. [illegible] 6 fr.

Rochefort. — Soc. an. de l'Imp. Ch. Thèze.

www.ingramcontent.com/pod-product-compliance
Ingram Content Group UK Ltd.
Pitfield, Milton Keynes, MK11 3LW, UK
UKHW021041220726
13924UKWH00001B/457